AF310767

DR A. TESTE

DU

BROME

CONTRE LA DIPHTHÉRIE

CROUP, ANGINE COUENNEUSE, MALIGNE, GANGRENEUSE, ETC.

Prix : 1 fr. 50

PARIS

J.-B. BAILLIÈRE ET FILS, LIBRAIRES-ÉDITEURS

19, Rue Hautefeuille (près le Boulevard Saint-Germain)

1879

DU BROME

CONTRE LA DIPHTHÉRIE

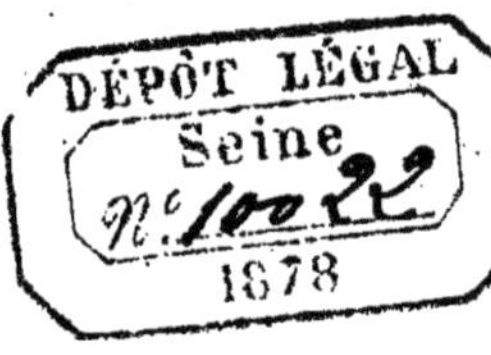

Dr A. TESTE

DU

BROME

CONTRE LA DIPHTHÉRIE

CROUP, ANGINE COUENNEUSE, MALIGNE, GANGRENEUSE, ETC.

Prix : 1 fr. 50

PARIS

J. B. BAILLIÈRE ET FILS, LIBRAIRES-ÉDITEURS

19, Rue Hautefeuille (près le Boulevard Saint-Germain).

1879

DU BROME

CONTRE LA DIPHTHÉRIE

CROUP, ANGINE COUENNEUSE, MALIGNE, GANGRENEUSE, ETC.

~~~~~~~~~~~~~~~~~~

Ce mémoire devait être lu au dernier Congrès international d'homœopathie, auquel une indisposition m'empêcha d'assister. On me fit l'honneur, sans l'avoir entendu, d'en voter l'impression dans les annales de ce Congrès; mais cela eût beaucoup restreint le nombre de mes lecteurs. Il ne s'agit point ici d'une théorie *à priori* ou de quelque abstraction dogmatique, bonne à admettre ou à rejeter, selon qu'on appartient à telle ou telle école. Il s'agit de faits avérés, palpables, d'une vérification facile et dont l'énorme intérêt s'impose à tout le monde, mais plus particulièrement à tous les médecins, quelles que soient leurs opinions personnelles et leurs attaches scientifiques. Je veux donner à ces faits toute la publi-
~~~~~~~~~~~~~~~~~~

cité dont ils me semblent dignes. Je prétends les soumettre à tous les hommes compétents. J'adresserai mon travail à tous les journaux de médecine, sans distinction de doctrine, et, pour peu qu'ils se piquent de philanthropie, ils en donneront la substance à leurs lecteurs. Et qu'on n'aille pas s'imaginer qu'en écrivant ces pages, je me sois laissé guider par le sot et vain désir d'éveiller quelque bruit autour de mon nom. Cette sorte de gloriole peut séduire les jeunes gens, au début de leur carrière; mais, moi, je touche à la fin de la mienne, et je fais bon marché de ma personnalité. D'ailleurs, ce n'est pas moi qui ai découvert le brome, et ce n'est pas moi qui l'ai introduit dans la matière médicale. Mon seul mérite, — si mérite il y a, — est d'avoir fait servir jusqu'à mes erreurs à déterminer et à préciser nettement les conditions indispensables à son heureux emploi. Quant aux résultats merveilleux qu'il m'a si souvent donnés, je ne saurais les proclamer trop haut, et je me croirais coupable si je m'abstenais de les faire connaître. Tous ceux qui voudront bien suivre mes prescriptions à la lettre en obtiendront de semblables.

I

La *Diphthérie* est restée jusqu'à présent une des maladies les plus meurtrières que l'on connaisse. S'il était possible de récapituler le nombre des victimes qu'elle fait en Europe dans le cours d'une année seulement, ce nombre semblerait effrayant., Le croup, l'angine couenneuse, l'angine maligne, etc., loin d'en être des formes distinctes, n'en sont que des manifestations similaires. Cela est si vrai, qu'on voit journellement le croup succéder à l'angine couenneuse, et réciproquement encore le croup inoculer l'angine couenneuse, et l'angine couenneuse le croup. La diphthérie est un empoisonnement *sui generis* de l'organisme tout entier. Si, le plus souvent, le pharynx ou le larynx sont le siége du premier symptôme apparent, c'est que ces organes ont été les premiers contaminés par le miasme contagieux. Peut-être aussi cette maladie a-t-elle, comme tant d'autres, son lieu d'élection, bien qu'il n'y ait pas une seule membrane muqueuse qui n'ait été parfois le siége de son efflorescence. Quoi qu'il en soit, c'est toujours, si grave ou si légère qu'elle soit en apparence, une *maladie générale*, et dont les symptômes d'incubation précèdent invariablement les symptômes locaux. Les faits à l'appui de cette assertion surabondent dans les auteurs. Nous avons vu, par exemple, le docteur Jousset et moi (et Jousset ne peut l'avoir oublié, bien que cela remonte à quinze ou seize ans), nous avons vu une dame de cinquante-six ans qui, ayant été infectée par son petit-fils atteint du croup, avait, dès le troisième jour de l'invasion, et sans que rien de très-apparent se fût manifesté à la gorge, le corps presque entier couvert de grosses phlyctènes qui, en se déchirant, montraient à la surface du derme les plaques caractéristiques de la terrible maladie. Cette dame, veuve d'un de nos plus illustres compositeurs, et supérieure elle-même entre toutes, mourut, comme il était aisé de le prévoir, dans un délire compliqué des plus déplorables phénomènes ataxiques. Le brome l'eût-il sauvée ? Je l'ignore : il n'était point encore usité. Mais il est permis de se demander où les partisans de la cautérisation (car il en existe encore) auraient porté le caustique ?

La diphthérie semble avoir été connue dès les temps les plus reculés : témoin la description qu'en fait Arétée, qui vivait sous le règne de Néron. On l'a observée dans tous les pays et sous toutes les latitudes. Cependant, il est incontestable que le froid humide favorise son développement. Voilà pourquoi elle est si fréquente à

Genève, ouverte aux grands vents et aux brumes de la vallée qui sert de cuvette à son lac, de même qu'à Boulogne, où viennent s'engouffrer les vents humides de la mer du Nord. Et si Trousseau, éliminant, faute de précision, l'influence des climats, affirme résolûment que l'Italie n'en est pas plus préservée que la France, c'est que Trousseau oublie, volontairement, que les gorges de l'Apennin et les rizières de la Lombardie ne sont pas faites pour offrir beaucoup plus de sécurité que les marais de la Sologne.

Il n'y a peut-être pas une maladie mieux étudiée au point de vue pathologique que ne l'est la diphthérie. Les *Recherches sur l'inflammation spéciale du tissu muqueux*, etc., de Bretonneau, et la *Clinique* de Trousseau ne laissent à peu près rien à désirer à cet égard. Mais quand il s'agit du traitement, il semble que la préoccupation du symptôme local ait troublé l'entendement des médecins, même les plus illustres. Éliminer le symptôme local, c'est à peu près aussi logique que si, pour guérir la variole, on s'en tenait à cautériser la première pustule apparente; ou bien encore que si, pour débarrasser un jardin de quelque plante délétère, on se bornait à en couper la fleur.

Je sais bien que les médecins intelligents, notamment les médecins des hôpitaux de Paris, ont presque tous renoncé à la cautérisation de la gorge dans l'angine couenneuse. Mais par quoi l'ont-ils remplacée? par rien, ou pour mieux dire par des riens; par certaines applications locales plus ou moins chimériques; les uns, par de prétendus *antiphlogistiques;* les autres, au contraire, par de prétendus *toniques,* sous le prétexte de relever les forces déprimées.

Au surplus, je n'ai nullement l'intention de faire ici la critique des divers traitements préconisés contre la diphthérie. Je ne donnerai même ni la description, ni, bien moins encore, l'historique de cette redoutable maladie, que les médecins n'ont que trop souvent l'occasion d'observer. Mon seul but est de leur signaler une médication incomparable, et pour laquelle, s'ils en font une seule fois l'essai, ils renonceront sans regrets et pour toujours à leurs anciens errements.

II

C'est à notre célèbre et vénéré confrère de Philadelphie, M. le docteur Hering, qu'est due l'introduction du brome dans la thérapeutique. Cet infatigable expérimentateur nous en a donné une pathogénésie très-détaillée, et dans laquelle il est facile de reconnaître une image singulièrement fidèle de l'angine couenneuse et du croup [1].

Cependant, il ne paraît pas que le brome, à doses infinitésimales, ait fourni contre ces deux manifestations de la diphthérie des résultats bien éclatants. Peut-être aussi faut-il dire qu'il n'a été qu'assez rarement employé; les médecins homœopathes de tous les pays étant restés fidèles — trop fidèles peut-être — aux médicaments dont ils avaient l'habitude de faire usage en pareils cas. Au surplus, Hering lui-même ne recommande le brome en dilution, au moins contre le croup, qu'avec certaine réserve. Je suis, pour mon compte, très-porté à croire qu'il a cessé de le prescrire, et pour cause. Cependant, comme j'ignore ce qu'il en est à cet égard, je m'abstiens de me prononcer.

---

1. Le docteur Hering a expérimenté le brome sur l'homme sain et sur des animaux. Mais les symptômes qu'il a observés chez l'homme sont seuls dignes de nous intéresser; voici pourquoi : Chaque espèce animale a, relativement à telle substance toxique donnée, une impressionnabilité particulière. C'est ainsi que la noix vomique, qui agit fortement, même à doses relativement faibles, sur les carnassiers (chiens, loups, corbeaux, etc.), semble produire très-peu d'effets sur les herbivores. C'est justement l'inverse qui a lieu pour l'arsenic. Tout le monde sait que les chèvres mangent impunément le tabac à des doses toxiques pour l'homme. Le persil tue les perroquets et n'est pour nous qu'un condiment inoffensif. Pendant une semaine entière, j'ai fait avaler à des poules plusieurs grammes, par jour, d'extrait de belladone, sans qu'elles en parussent le moins du monde incommodées. La chair de ces poules eût-elle été toxique pour l'homme? je l'ignore, mais je ne le pense pas. M. Hering lui-même a constaté que le brome est sans action sur les lapins, qu'il ne les fait pas tousser, etc.

III

Bon nombre d'années après la publication des recherches pathogénétiques de Hering, M. le docteur Ozanam eut l'idée de substituer l'*eau bromée* au brome dynamisé, dans le traitement de l'angine couenneuse. Les résultats qu'il en obtint l'émerveillèrent et firent grand bruit dans sa clientèle. Aussi bien présenta-t-il un mémoire à l'Académie des sciences sur ce sujet. Mais, ainsi que notre confrère aurait dû s'y attendre, son travail passa inaperçu, pour ne pas dire dédaigné dans l'école officielle; car, que pouvait-on attendre de bon d'un disciple de Hahnemann! Quant aux médecins homœopathes, ils ne virent dans l'innovation de M. Ozanam qu'une simple question de posologie, qui scandalisa les Hahnemanniens purs, et n'intéressa que très-peu les autres. Cela est si vrai que, jusqu'à présent, le nombre des médecins qui font usage de l'eau bromée est extrêmement restreint, et que le nombre de ceux qui l'emploient bien l'est beaucoup plus encore. Or, il faut pourtant qu'on le sache, au point de vue thérapeutique il n'y a point d'équivalence à établir entre le brome en substance et le brome dynamisé. Entre ces deux agents, il existe, suivant moi, une autre différence que celle qui résulterait d'une plus ou moins grande intensité d'action. Est-ce à dire que je conteste sa virtualité au brome dynamisé? Bien loin de là, je l'admets à toutes les dilutions possibles. Mais, je suis profondément convaincu qu'à l'action virtuelle du brome en substance, vient s'ajouter une action chimique que la loi des combinaisons atomiques ne permet, dans aucun cas, d'attribuer aux infinitésimaux. Je ne serais nullement surpris, par exemple, qu'il me fût un jour démontré que le brome doit, à son excessive affinité pour l'hydrogène, la propriété dont il semble jouir de neutraliser, en s'emparant de cet élément, certains poisons animaux, et d'être, au moins en ce qui concerne le miasme de la diphthérie, l'antiseptique par excellence. Mais, comme il ne s'agit ici que d'une hypothèse purement théorique, quelque plausible qu'elle me paraisse, je n'insiste pas sur ce point. L'unique objet de ce travail est de compléter celui du docteur Ozanam, en y ajoutant quelques aperçus absolument nouveaux, fruits de dix ou douze ans d'expérience, et de fixer ainsi définitivement l'attention des praticiens sur un médicament que je n'hésite pas à considérer comme une des plus précieuses acquisitions que l'art de guérir ait faites depuis cent ans.

IV

L'*eau bromée au* 100ᵉ (c'est ainsi qu'il convient de la prescrire) n'est autre chose que de l'eau distillée, contenant à peu près un centième de son poids de brome pur. Elle est transparente, de couleur orangée, d'une odeur pénétrante qui rappelle celle du chlore ou de l'eau de javelle, d'une saveur âcre *sui generis,* et qui, atténuée par l'eau sucrée, ressemble assez bien à celle du brou de noix. Sauf de très-rares exceptions, les enfants, même les plus récalcitrants, l'avalent sans répugnance. Une seule fois je l'ai vue provoquer des nausées. Elle doit être délivrée dans des flacons de verre noir ou noirâtre, et maintenue dans l'obscurité, attendu que, sous l'influence de la lumière, elle s'altère assez vite, le brome se transformant en acide bromhydrique, aux dépens de l'hydrogène de l'eau. Or, l'acide bromhydrique, par cela même qu'il n'est plus apte à décomposer les matières hydrogénées, puisque l'hydrogène est un de ses éléments constituants, ne possède plus du tout les qualités du brome. Il en est de même, *à fortiori,* des bromures de potassium ou autres, que quelques mé-

decins ont, sans qu'on puisse deviner pourquoi,
prescrits contre la diphthérie.

Rien de plus simple que le traitement de cette
maladie par l'eau bromée; mais encore, aux risques
de s'exposer à de cruels mécomptes, faut-il se con-
former de point en point aux prescriptions sui-
vantes :

1° Tout d'abord, faire préparer, de manière à
l'avoir toujours sous la main, un verre d'eau très-
sucrée;

2° D'heure en heure, dans l'angine couenneuse,
de quart d'heure en quart d'heure, dans le croup,
faire prendre au malade une, deux et même trois
gouttes d'eau bromée dans une cuillerée, ou, si
on le préfère, une demi-cuillerée d'eau sucrée;

3° Eloigner et réduire les doses au bout de
quelques heures, mais sans jamais laisser entre
elles plus de deux heures d'intervalle;

4° Se servir de préférence, pour l'administration
du médicament, soit d'une cuiller en verre, soit
d'un verre à liqueur, parce que le brome attaque
l'argent et forme avec ce métal un bromure qui
réduit d'autant la dose absorbée;

5° Imposer au malade, quel que soit son âge,
une diète absolue, au moins pendant la première
journée. Tout au plus permettra-t-on aux petits
enfants un peu d'eau vineuse sucrée, et aux adultes
quelques cuillerées de bouillon gras. La diète
présente ici le double avantage d'activer l'ab-

sorption du médicament et de le préserver de contacts suspects.

6° Un gargarisme à l'eau vinaigrée et salée (une cuillerée à bouche de vinaigre et autant de sel marin pour un verre d'eau) ne m'a jamais paru nuire à l'action du remède, et, dans la diphthérie pharyngienne, contribue, en détergeant la gorge, au détachement des fausses membranes. Mais ceci, naturellement, ne peut concerner que les adultes.

7° Enfin, avoir soin d'entretenir dans la chambre du malade, et cela comme prophylactique à l'égard des personnes qui l'approchent, une soucoupe contenant une cuillerée d'eau bromée, qui devra être renouvelée deux fois au moins par vingt-quatre heures.

L'action curative du brome, si aucune infraction au régime ne vient la contrecarrer, se manifeste invariablement dans un laps de temps très-court. Il est rare, par exemple, que les trois ou quatre premières cuillerées ne suffisent pas pour faire tomber la fréquence du pouls dans une proportion surprenante et quelquefois énorme, par exemple de 140 à 80, ainsi que j'ai eu maintes fois l'occasion de le constater. On voit en même temps se dissiper les douleurs lombaires, fort souvent très-fatigantes, qui accompagnent la fièvre de la diphthéric. Quant aux symptômes locaux, ils s'amendent plus lentement, bien qu'il ne soit pas rare d'observer, dans le croup, une diminution et une modification presque instantanées de la toux, qui devient d'heure en heure moins rauque, moins stridente et moins fréquente. Toutefois, ce n'est guère qu'après 12 ou 18 heures de traitement que les pseudo-membranes commencent à se flétrir, c'est-à-dire à brunir et à se détacher. Mais, en résumé, sauf le cas, peu fréquent d'ailleurs, où un abcès aux amygdales vient compliquer la maladie et en augmenter un peu la durée, il est tout à fait exceptionnel qu'une résolution totale se fasse attendre plus de trois jours[1].

C'est par centaines que je pourrais compter aujourd'hui les guérisons obtenues au moyen de la médication si simple et d'une application si facile que je viens de décrire. Les résultats en sont tellement surprenants, qu'il ne manque presque jamais de se trouver, parmi les assistants, quelques esprits forts prêts à nier la nature d'une affection dont ils n'admettent point, disent-ils, une guérison si rapide. D'autres, au contraire, crient au miracle ! ce sont ceux qui ont bien voulu préalablement se rendre compte, par eux-mêmes, des symptômes de la maladie. Mais on s'habitue à

---

1. Le brome ne modifie point l'angine pultacée, que quelques auteurs nomment très-improprement *fausse angine couenneuse* ou *angine couenneuse commune*. Il est également impuissant contre les abcès de la gorge.

tout, même aux miracles, pour peu qu'ils se renouvellent. Je vais en donner une preuve qui m'a
semblé piquante et qui est au moins bien carac-
téristique.

Le 27 mars 1870, je suis demandé, rue La
Bruyère, pour une petite fille de quatre ans,
atteinte depuis la veille d'un mal de gorge intense,
bien que médiocrement douloureux. Mais il s'ac-
compagne d'un abattement extraordinaire et d'une
fièvre violente: le pouls est à 135. La face est
injectée, vultueuse, inondée de sueur; les gan-
glions sous-maxillaires sont tuméfiés et douloureux; une abondante sérosité, incolore et ténue,
s'écoule des narines ou plutôt d'une seule narine,
la gauche. L'exploration de la gorge, à laquelle
l'enfant se prête avec une rare docilité, ne laisse
subsister aucun doute sur la nature de la maladie.
Sur l'amygdale gauche, légèrement tuméfiée,
mais d'un rouge lie de vin, s'étend de bas en
haut, et semblant remonter vers les fosses nasales,
une plaque nacrée qui est évidemment une fausse
membrane. La déglutition est encore facile; peu
de toux; la poitrine n'est point engagée; de temps
à autre, un peu de râle sibilant ou de râle muqueux, voilà tout; l'haleine est horriblement
fétide. C'est, à ne pouvoir s'y méprendre, une
angine couenneuse. Or, je n'ai pas plutôt pro-
noncé ce mot terrible, qu'un désespoir indescrip-
tible s'empare de la famille. Un professeur de la

Faculté, qui d'aventure voyait un malade à l'étage supérieur, est guetté au passage et confirme mon diagnostic. Le retiendra-t-on pour soigner l'enfant? S'adressera-t-on au docteur Monot, qui était, avant moi, le médecin de la famille? Le père est pour M. Monot; la mère est pour moi! Enfin, sous toute réserve, on me confie la petite malade, que l'eau bromée remet sur pied en deux jours.

Au mois d'avril de l'année suivante, 1871, la sœur aînée de cette petite fille est prise à son tour d'angine couenneuse. Cette fois, on me la confie sans hésiter, et le brome amène encore les mêmes résultats.

Enfin, trois ans après, la diphthérie régnant alors épidémiquement dans Paris, la plus jeune de mes petites malades est reprise d'angine couenneuse, et *je ne suis appelé que le lendemain de l'invasion*. La mère de l'enfant, forte de mon ancienne ordonnance, qu'elle avait religieusement conservée, avait aussi voulu faire son *miracle*, et elle avait réussi.

V

Rien ne me serait plus aisé que de grossir ce Mémoire d'observations analogues à celles qui précèdent. Les notes que j'ai recueillies depuis dix ans, notes que j'ai toutes conservées, fourniraient, à cet égard, les matériaux d'un gros volume, mais dont la lecture serait, je le crains, d'une écœurante monotonie. Je préfère donc raconter ici mes insuccès et mes revers; car j'en ai eu à déplorer, bien qu'en nombre infime, je l'atteste. Les revers, lorsqu'on parvient à en préciser la cause, ont plus d'importance que les succès, puisqu'ils fournissent le moyen de les éviter à l'avenir et de les épargner aux autres: c'est surtout ainsi que se forme l'expérience du vieux médecin. On verra comment j'ai pu tirer, des quelques observations qu'on va lire, une induction capitale et sur laquelle je ne saurais trop vivement insister, dans l'intérêt de la science et de l'humanité.

PREMIÈRE OBSERVATION

Le 28 août 1875, M. T..., négociant retiré depuis quelques mois, vient me consulter, à huit heures du matin, pour *un mal de gorge*. M. T..., de constitution athlétique, est âgé de quarante-huit ans. Malgré une température exceptionnellement froide pour la saison et une pluie fine incessante, il circule depuis une heure, en voiture découverte, et sans autre mesure de précaution qu'un foulard à son cou. Il avoue pourtant qu'il se sent *mal à l'aise;* qu'il a eu, en se levant, des frissons, accompagnés de douleurs dans les reins; qu'il a la tête embarrassée, croit avoir de la fièvre, etc., symptômes que ne m'explique que trop bien l'exploration de la gorge : la luette, le pharynx, les deux amygdales laissent voir, sur un fond cramoisi, d'épaisses plaques de diphthérie. La voix est enrouée, la déglutition pénible, toute la région sous-maxillaire légèrement tuméfiée et douloureuse au toucher; le pouls est plein, régulier, à 110.

Justement alarmé d'un pareil état, je supplie M. T..., qui est un de mes plus anciens et de mes plus aimables clients, de rentrer au plus vite, de se mettre au lit, d'observer une diète absolue et de prendre d'heure en heure l'eau bromée dont je lui délivre la formule, avec la manière de l'employer. Mais, « les affaires avant tout », c'est la devise des négociants, dût la mort s'ensuivre, et cette fois, hélas ! ce fut la mort qui s'ensuivit.

Lorsque, vers les neuf heures du soir, je revois M. T..., j'apprends qu'il n'est rentré chez lui que trois heures après m'avoir quitté. Comme il n'est que de passage à Paris, il demeure chez des amis, rue des Vieilles-Haudriettes. La chambre qu'il occupe n'est qu'une sorte de galetas humide et sombre. Le malade se plaignant du froid, on essaie d'y faire du feu; mais la cheminée fume : il faut l'éteindre et laisser la fenêtre ouverte pour dissiper la fumée. Au lieu d'observer la diète prescrite, M. T... a mangé un perdreau, non qu'il eût faim, mais *pour se donner des forces*. Il ne s'est pas couché, et je le trouve encore en robe de chambre, occupé à vérifier des comptes. Enfin, — par une fatalité sans exemple, Dieu merci, — l'eau bromée, délivrée par un élève, a été mal préparée : elle est presque incolore et n'a qu'à peine l'odeur du brome. On s'en procure de nouvelle; mais voilà toute une journée déplorablement perdue. Aussi le pouls est-il à 130 et la gorge plus embarrassée qu'au matin. Rien pourtant n'est encore désespéré si le malade consent à écouter mes conseils. Mais, j'ai beau lui signaler crûment le danger de sa situation, je ne parviens pas à le lui faire comprendre. Il se couche pourtant, mais avec sa robe de chambre et sans vouloir se déshabiller autrement. Était-ce donc un parti pris?

La nuit est très-mauvaise. M. T... se lève à plusieurs reprises, parce qu'il *étouffe* dans son lit, se remet pendant une heure à ses comptes et se promène dans sa chambre.

Le 29, au matin, pas de changement dans l'état du malade, ce qui ne l'a pas empêché de se faire la barbe, sans autre vêtement que sa chemise et son caleçon, et cela dans une sorte de couloir un peu plus clair que sa chambre, mais ouvert à tous les vents. Toutes sortes d'imprudences analogues se renouvellent dans la journée. Le malade, qui n'a plus faim, mais qui a soif, demande du *lait chaud* et en boit à chaque instant. Il a, en fait d'hygiène, les fantaisies les plus baroques, et on lui donne tout ce qu'il demande, parce qu'il l'exige impérieusement. Cependant, il prend son médicament, mais à la diable, quand il y pense, et personne n'y pense pour lui : M. T... n'a pour garde qu'une vieille femme sourde et peu intelligente. Quant à ses amis, chez lesquels il demeure, affolés de peur au seul nom de sa maladie, ils n'osent pas plus approcher de leur hôte qu'ils ne feraient d'un chien enragé. Mme T..., mandée par télégramme, arrive dans la journée, mais elle n'a aucun empire sur son mari et assiste, impuissante et désespérée, à ses extravagances. C'est à me demander s'il n'y aurait pas là quelque intention de suicide. Eh ! mon Dieu, non ; je connais M. T... depuis dix ans ; il n'y a pas d'homme plus honorable. Il est, en outre, d'une bonté rare, d'un caractère plein d'aménité et très-intelligent : la maladie l'a changé, voilà tout ; c'est un malade intraitable.

Le 30, après une nuit exécrable, les fosses nasales sont fortement engagées. Une sorte de mucosité verdâtre, épaisse et d'une prodigieuse abondance, s'écoule incessamment des narines. A dater de ce moment, le cas est, pour moi, désespéré.

Le 1er septembre, le malade, repris de violents

frissons, consent enfin à rester dans son lit, mais sans avoir quitté sa robe de chambre, et, cette fois, étouffé sous un absurde entassement de couvertures et d'édredons. Toute la journée se passe ainsi, au milieu de divagations incohérentes qui deviennent, dans la soirée, un véritable délire.

Le 2 novembre, je constate de l'inertie et de l'insensibilité dans le bras gauche. Le membre abdominal correspondant présente une raideur tétanique. Le malade ne répond plus à mes questions. Il y a de l'oppression, mais moins toutefois qu'on n'aurait pu le prévoir. Le pouls est faible et si fréquent qu'on ne peut plus le compter. La sueur qui inonde le visage se refroidit vers le soir. La mort est imminente et a lieu, en effet, à trois heures du matin ; mais tout le monde conviendra, je l'espère, qu'il serait profondément injuste de l'imputer à l'inefficacité du brome.

DEUXIÈME OBSERVATION

Alice G..., 7 ans, brune, nerveuse, irritable au suprême degré (son père est mort depuis d'un ramollissement du cerveau) ; toux croupale, avec accès de dyspnée. Est-ce vraiment le croup d'emblée ? L'extrême difficulté d'explorer la gorge finit par m'y faire renoncer. L'eau bromée est donnée, pendant

24 heures, sans aucun amendement. Le *lait chaud est l'unique alimentation* de cette petite fille récalcitrante et maussade, qui, à mon grand soulagement, passe de mes mains à celles d'un chirurgien célèbre. Deux jours plus tard, celui-ci pratique la trachéotomie ; l'enfant guérit ; mais le brome avait échoué.

TROISIÈME OBSERVATION

Le 5 décembre 1876, une jeune dame russe me fait appeler pour son enfant, une petite fille de onze mois, atteinte, me dit-on, d'angine couenneuse. Je constate, en effet, chez cette petite fille, d'ailleurs frêle et cachectique, des fausses membranes, blanchâtres, molles et friables qui engaînent la luette et tapissent presque entièrement le pharynx. L'enfant, qu'on élève au biberon, après l'avoir changée deux fois de nourrice, avale encore sans trop de difficulté l'eau bromée que je lui prescris et le *lait tiède que je lui laisse continuer*. — Le lendemain, 6 décembre, aucun changement favorable ne s'est produit. Loin de là, l'enfant s'affaiblit visiblement d'heure en heure et s'éteint doucement dans la soirée. — La mère, qui a contracté la maladie, guérit en deux jours, sous l'influence du brome et de la diète, et cela, malgré la plus déplorable absence de toute précaution.

QUATRIÈME OBSERVATION

M. D..., imprimeur, rue du Croissant, m'ayant prié de voir l'enfant d'un de ses ouvriers, une petite fille de quatre ans, arrivée, malgré les soins et le dévouement d'un confrère, à la période ultime du croup, je prescris l'eau bromée qui produit tout d'abord une amélioration si extraordinaire, que je ne désespère pas de la guérison. Malheureusement, et sur mon conseil, hélas ! on essaie de nourrir la petite malade. On lui donne du *lait tiède sucré*, qu'elle avale sans difficulté. Mais, à partir de ce moment, tous les symptômes éteints se réveillent avec une intensité nouvelle; le brome, donné coup sur coup, n'amène aucune rémittence, et l'enfant meurt la nuit suivante.

CINQUIÈME OBSERVATION

Le 5 février 1878, Auguste B..., âgé de 3 ans, de constitution robuste, récemment guéri de la rougeole, est pris subitement, après deux jours de vague malaise, d'une toux violente, mais qui ne ressemble plus du tout à celle de la rougeole. Cette toux, rauque au début, puis aboyante et bientôt sifflante, revient par quintes, faibles d'abord, mais qui augmentent rapidement d'intensité et de fréquence. L'enfant, qui, bien que très-docile, refuse absolument de parler en ma présence, est, me dit-on, complétement aphone. L'examen de la gorge, auquel mon petit malade se prête admirablement, me permet de constater : 1° un gonflement notable des deux amygdales, qui sont d'ailleurs, chez cet enfant, naturellement volumineuses; 2° une rougeur assez vive des piliers du palais et du pharynx; 3° enfin, des taches pseudo-membraneuses, qui ne remontent pas plus haut que le bord inférieur des amygdales, mais qu'il ne m'est pas possible de limiter par en bas. Des râles muqueux à grosses bulles sont perçus à l'auscultation, principalement en arrière, jusqu'à la base des deux poumons. Le pouls est à 120, ce qui, vu l'âge du petit malade, ne représente pas une fréquence excessive. Mais une quinte de toux que provoque l'auscultation suffirait pour dissiper le doute qui pourrait me rester encore sur la nature de la maladie. De toute évidence, c'est le croup. J'écris alors ma prescription habituelle : eau bromée, deux gouttes de quart d'heure en quart d'heure, puis d'heure en heure; eau vineuse sucrée chaude pour boisson; feu jour et nuit dans la chambre; abstinence absolue de tout aliment.

Le 6 février, — c'est à 5 heures du soir que, la veille, j'ai vu l'enfant pour la première fois, — amé-

lioration considérable. Le pouls est à 90. La toux
semble changée de nature; elle est plus grasse,
beaucoup moins fréquente; l'aspiration est moins
stridente. Cependant, l'aphonie persiste, et les
faüsses membranes du pharynx se voient encore,
mais amincies, me semble-t-il; même prescription que la veille.

Le 7 au matin, le mal semble conjuré. Le pouls
est tombé à 82. Les quintes se sont tellement éloi-
gnées que l'enfant a dormi pendant plus de trois
heures sans en avoir une seule, et que si, en se ré-
veillant, il a toussé *une fois,* cette toux ne ressem-
blait plus du tout à celle de la veille, mais bien à
celle qu'il avait à la fin de sa rougeole. Les taches
nacrées du pharynx ont entièrement disparu.
Quelques râles muqueux, disséminés et non continus, sont perçus à l'auscultation. En somme,
état très-satisfaisant et excluant désormais tout
pronostic fâcheux. Aussi, heureux de pouvoir
rassurer les parents, qui sont pour moi de vieux
amis, je les préviens que ma visite du soir deve-
nant superflue, ils n'auront à m'attendre que le
lendemain dans la matinée. Comme le petit malade demande à manger (non devant moi, pourtant, car je n'ai pas encore entendu sa voix),
j'autorise un ou deux biscuits *dans du lait chaud
sucré.*

Eh bien, quoi que j'en eusse décidé, il me fallut
revoir ce pauvre enfant le soir même, et bien me

prit de m'être trouvé chez moi lorsque son père vint me chercher, car, quelques heures perdues, et la mort était certaine.

Une heure à peine après l'ingestion des biscuits et du lait, tous les symptômes s'étaient reproduits avec une violence extrême; la toux rauque, la dyspnée, l'inspiration croupale, l'injection des yeux, la fréquence du pouls, rien n'y manquait. L'eau bromée, donnée coup sur coup, n'avait produit aucun résultat. L'état du pauvre petit était navrant quand je le revis : il suffoquait : j'étais atterré. En désespoir de cause je prescrivis le tartre stibié : 5 centigrammes en 125 grammes d'eau; une cuillerée à café de quart d'heure en quart d'heure pendant deux heures, puis d'heure en heure. L'effet fut presque immédiat. Un calme relatif se manifesta. Bientôt survinrent des nausées, puis des vomissements, vomissements terribles, de bile, de sérosité sanguinolente et même de sang pur dans une proportion considérable, puisque plusieurs serviettes en étaient entièrement rougies. Mais, vers une heure après minuit, la tolérance s'établit, les vomissements cessèrent et l'enfant s'endormit. Toutefois, on continua l'émétique jusqu'à mon arrivée, à huit heures du matin. Le petit malade était alors très-calme, respirait librement et ne toussait presque plus. Néanmoins, je conseillai de continuer le tartre stibié, à la même dose, mais seulement de deux en deux heures, pendant toute la journée. Plusieurs fois, dans l'intervalle des doses, il prit du bouillon gras et ne le vomit point. Le soir, le petit malade était très-bien; le lendemain matin, mieux encore, et, à partir de ce moment, aucun incident ne vint entraver la guérison qui fut rapide.

Ce fait, dont j'ai sommairement rapporté les émouvantes péripéties, fut pour moi un trait de lumière. Il m'était difficile, en effet, en le rapprochant des observations précédentes, de n'en point tirer cette importante conclusion, que j'engage instamment mes confrères à ne jamais perdre de vue : Le lait neutralise instantanément l'action de l'eau bromée. Les fécules auraient-elles le même résultat? Existerait-il à cet égard quelque analogie entre le brome et l'iode, que les fécules et le lait, comme on le sait, dénaturent également? Je l'ignore, mais je déclare que je veux laisser à d'autres le mérite ou la témérité de trancher la question.

VI

Je n'ai eu que très-rarement à constater, chez les malades guéris par le brome, ces sortes de paralysies locales, si fréquemment consécutives à la diphthérie. Tout au plus, à la suite des angines couenneuses graves, les malades conservent-ils pendant quelques jours, et très-exceptionnelle-ment, pendant une semaine ou deux, une sorte d'inertie du voile du palais, du pharynx et de la glotte, qui gêne un peu la déglutition, surtout celle des liquides. L'altération de la voix, lors-qu'elle a lieu, est également de courte durée. J'ai vu des chanteurs de profession, que ce symptôme inquiétait à juste titre, recouvrer, en moins de trois semaines, les notes qu'ils croyaient avoir perdues et rentrer ainsi en possession de tous leurs moyens vocaux. Une seule fois, chez une jeune fille de seize ans, j'eus lieu de m'in-quiéter d'une hémiplégie qui s'était manifestée au cours de la maladie, le second jour, si je ne me trompe, — il s'agissait de la diphthérie des fosses nasales, — et qui se prolongea pendant plus de deux mois.

Cette paralysie qui portait sur tout le côté gauche, avec légère déviation de la langue, ce qui rendait la parole embarrassée et déterminait, lorsque la malade était émue, une sorte de bre-douillement spasmodique, intéressait également les nerfs du mouvement et de la sensibilité. Il y avait une demi-anesthésie, plus prononcée au pied et à la main qu'à la cuisse et au bras. Le toucher était incertain, la préhension des petits objets impossible. Cependant la malade se tenait

sur ses jambes, bien que la gauche fût disposée
à fléchir, mais elle ne pouvait marcher sans le
secours d'un bras ou d'une béquille. Cet état,
d'autant plus inquiétant que le père de la jeune
fille était mort paralysé, résista pendant plusieurs
mois aux médicaments à l'aide desquels j'essayai
de le combattre. Parmi ces médicaments, je citerai
la belladone, l'arnica et la noix vomique, dont
l'administration à doses diverses ne produisit
absolument aucun effet. Mais ayant, à la fin, con-
seillé l'hydrothérapie, c'est-à-dire les douches
écossaises à 12 degrés, suivies de bains de pieds
d'une minute et très-chauds, une guérison complète ne se fit pas attendre plus d'une quinzaine
de jours.

VII

Il me reste à parler, pour terminer cet opus-
cule, d'un phénomène que je crois avoir bien
constaté, mais que, pourtant, je n'ai ni assez nettement, ni surtout assez souvent observé, pour
être absolument sûr de sa réalité. C'est donc de
tous mes vœux que j'appelle, sur ce qu'on va lire,
le contrôle et les investigations de mes confrères.

Le 18 mai 1878, je fus appelé à Enghien pour

une jeune et charmante artiste d'un de nos grands
théâtres lyriques, Mme B. T..., atteinte d'une
angine couenneuse contractée de son enfant,
mort du croup quelques jours auparavant. Un
spécialiste en renom a déjà vu la malade et a
déclaré que le cas était sinon fatalement mortel,
du moins excessivement grave. Peut-être y avait-
il quelque exagération dans ce fâcheux pronostic,
que du reste l'événement démentit. Il est pourtant assez probable qu'il se fût réalisé sans l'op-
portune intervention du brome ; mais ce n'est pas
de cela qu'il s'agit.

Il était à peu près huit heures du matin lorsque
Mlle X..., sœur de la malade, se présenta chez moi
avec l'espérance de m'emmener immédiatement.
Mais comme il n'était pas possible de me rendre
à son désir, et comme, d'autre part, j'étais fixé par
le diagnostic d'un confrère sur la nature de la
maladie, je remis à Mlle X... la prescription que
j'aurais faite en voyant la malade, m'engageant,
d'ailleurs, à la voir le même jour entre cinq et
six heures, ce que je fis en effet. En lui donnant
par écrit mes instructions, relativement à l'administration de l'eau bromée, de la diète, etc., j'in-
sistai sur la nécessité d'entretenir dans la chambre
une soucoupe contenant une cuillerée d'eau
bromée pure. Je pus me convaincre, en arrivant
le soir chez Mme T..., que toutes mes prescriptions
avaient été remplies à la lettre, et je n'eus rien à

y changer. La malade croyait déjà sentir quelque amélioration. Je présume qu'elle ne se trompait pas, bien que le traitement n'eût commencé qu'à onze heures du matin. Le pouls était encore à 120, et j'ai lieu de penser qu'il avait dû déjà diminuer de fréquence. Il y a de l'abattement, une complète insomnie depuis trois jours, et des rêvasseries dès que survient un instant d'assoupissement. La gorge est violacée; l'amygdale gauche presque entièrement enveloppée de fausses membranes. Il y a de l'enchifrènement et un liquide sanieux s'écoule incessamment de la narine correspondant à l'amygdale entreprise. Enfin, l'haleine est d'une horrible fétidité, ce qui, la veille, a fait prononcer le mot malencontreux et inexact d'*angine gangreneuse*. En résumé, c'est une diphthérie, sérieuse assurément, puisque cette maladie l'est toujours, mais n'offrant point les caractères d'une gravité exceptionnelle. Cent fois et plus, je me suis trouvé en présence de cas analogues, dont je me suis tiré à mon honneur. Aussi, et pour en finir de suite avec mon observation, qui ne figure ici qu'incidemment, je dirai que, dès le lendemain, je répondais de la malade, qui, trois ou quatre jours après, pouvait quitter sa chambre. Mais arrivons, enfin, au phénomène étrange sur lequel j'ai tout d'abord appelé l'attention de mes lecteurs.

Lorsqu'on abandonne à l'air libre, c'est-à-dire

en vase ouvert, une certaine quantité d'eau bromée, celle-ci, par le fait de la volatilisation du
brome, se décolore assez vite, passant du rouge
orangé au jaune clair, puis au blanc opale, *mais
toujours en conservant sa transparence.* Au bout de
quatre ou cinq heures, pour peu que la température soit élevée, il ne reste plus dans le vase qu'un
liquide absolument incolore, qui n'est autre chose
que de l'eau distillée, laquelle, en conséquence,
évaporée à siccité, ne laisse aucun résidu. Ce ne
fut donc pas sans une certaine surprise que, lors
de ma première visite à Mme T..., j'aperçus, dans la
soucoupe placée sur sa table de nuit, un liquide
d'aspect *laiteux,* c'est-à-dire *opaque,* et qu'on me dit
être de l'eau bromée restée là depuis le matin.
Quelle était donc la cause de cette opacité insolite ? Fallait-il l'attribuer aux émanations sulfureuses de la source ou du lac, bien que la maison
de Mme T... fût assez éloignée de l'une et de
l'autre ? L'odorat ne révélait d'ailleurs, dans le voi-
sinage, aucune trace d'acide sulfhydrique. Mais
rien d'impossible à ce qu'un réactif aussi sensible
que le brome dénonçât la présence d'un gaz qui
échappait à l'odorat. Me voilà donc bâtissant toute
une théorie sur la prodigieuse affinité du brome
pour l'hydrogène, affinité à laquelle je rapportais
(gratuitement, comme on le verra) soit la forma-
tion d'un bromure de soufre, soit un simple précipité de soufre qui, si infime que fût sa quantité,

suffisait pourtant pour me rendre compte du trouble de mon liquide. Quoi qu'il en fût, il y avait là, pour moi, quelque chose d'insolite qui me préoccupait vivement. L'eau bromée avait-elle été mal préparée? La soucoupe dont on s'était servi n'avait-elle pas été convenablement essuyée? Y avait-on laissé tomber quelque substance étrangère susceptible de provoquer une réaction? Malgré moi, j'en revenais toujours à la séduisante hypothèse d'une décomposition, par le brome, de l'acide sulfhydrique en suspension dans l'air, et, mentalement, je plaignais les habitants d'Enghien de respirer, jour et nuit, sans s'en douter, un gaz méphitique dont ils ne semblaient, d'ailleurs, nullement incommodés. L'expérience renouvelée et, cette fois, avec des précautions qui me paraissaient devoir la rendre décisive, vint, tout naturellement, corroborer mon hypothèse. Le lendemain, en effet, l'eau bromée mise devant moi dans la soucoupe était encore légèrement opaque, bien qu'un peu moins que celle de l'avant-veille. En s'évaporant entièrement, elle laissa dans la soucoupe une tache brunâtre, très-mince assurément, mais parfaitement visible. Que pouvait être ce résidu? du bromure de soufre ou de la poussière? Là était la question. Le troisième jour, Mme T... étant à peu près guérie, l'eau bromée, en se décolorant, resta claire jusqu'au bout et, en s'évaporant, ne laissa point de résidu, ce qui, par parenthèse, ne concordait plus avec la décomposition de l'acide sulfhydrique par le brome. Au surplus, rien ne m'était plus facile que de vérifier le fait chimiquement; ce que je fis, comme on le verra.

Mais trois jours s'étaient à peine écoulés depuis mes observations d'Enghien qu'une nouvelle occasion s'offrait à moi d'en vérifier l'exactitude.

La fille d'un architecte demeurant rue Condorcet, Mlle T. N..., âgée de dix-sept ans, est atteinte d'angine couenneuse à peu près au même degré que Mme T... et guérit dans le même laps de temps. Le premier jour, je fais placer dans la chambre de la malade une soucoupe contenant quelques cuillerées d'eau bromée et, comme contre-épreuve, une soucoupe semblable dans le cabinet de travail de M. N..., fort éloigné de la pièce occupée par sa fille. Le lendemain, l'eau bromée contenue dans la première soucoupe s'est décolorée, mais en conservant une légère opacité; celle de l'autre soucoupe, au contraire, est absolument limpide. Une expérience semblable, faite peu de temps après, rue de la Chaussée-d'Antin, mais en ne me servant que d'une seule soucoupe laissée dans la chambre d'une petite fille de quatre ans, atteinte de diphthérie, donne des résultats analogues, bien que moins prononcés que ceux que j'ai observés à Enghien.

Rue de la Chaussée-d'Antin, aussi bien que rue Condorcet, l'hypothèse d'émanations sulfureuses tombait d'elle-même, à moins de faire intervenir soit une fuite de gaz, soit l'expulsion de flatuosités, etc., car je songeai à tout cela, tant certaines idées se cramponnent à l'esprit qu'elles ont une fois hanté. Mais une expérience aussi concluante que simple me força bien de chercher ailleurs l'explication de ce que j'avais vu. Je fis placer côte à côte, pendant une nuit entière, une coupelle d'eau bromée et un bocal, débouché, de foie de soufre. Le lendemain, l'eau bromée s'était décolorée, tout en restant limpide. L'expérience fut renouvelée deux fois, avec des résultats identiques. Je fis plus encore : je projetai plusieurs pincées de fleurs de soufre dans une soucoupe d'eau bromée: celle-ci se décolora sans se troubler, et le soufre fut retrouvé le lendemain avec sa couleur naturelle.

En définitive, à quelle cause attribuer le trouble de l'eau bromée laissée à découvert dans la chambre des malades et le précipité brunâtre que j'ai observé à Enghien? J'avoue que, quant à présent, je n'ose me prononcer; mais, à coup sûr, je tarderai peu à être fixé sur ce point. Jusqu'à ces derniers temps, je me contentais de m'assurer que de l'eau bromée avait été mise dans une soucoupe à proximité du malade, mais sans songer à m'enquérir de ce qu'elle était devenue. Il n'en sera plus de même à l'avenir; car, s'il était bien prouvé que l'haleine des diphtéritiques produit dans l'eau bromée la modification que j'ai signalée, il est incontestable que ce serait là un fait d'un intérêt considérable, attendu qu'il démontrerait à la fois et le mode de transmission de la maladie et la spécificité du remède.

PARIS. IMPRIMERIE F. DEBONS ET C⁰, 16, RUE DU CROISSANT.

BERNARD. **La Science expérimentale,** par Claude Bernard, membre de l'Institut de France, 2ᵉ *édition.* 1 vol. in-18 jésus de 440 p., avec figures. . . . . 4 fr.

— **Leçons sur les phénomènes de la vie** communs aux animaux et aux végétaux. 1878, in-8, xxii-405 p., avec pl. color. et 48 fig. 7 fr.

CHARGÉ. **Traitement homœopathique** des maladies des organes de la respiration, cavités nasales, larynx, trachée, bronches, poumons, plèvres, toux et crachats, par le Dʳ A. Chargé, officier de la Légion d'honneur, etc., deuxième édition, revue et corrigée, 1 vol. in-18 jésus de 500 p. 6 fr.

CUYER et KUHFF. **Le corps humain.** Structure et fonctions, formes extérieures, régions anatomiques, situation, rapports et usage des appareils et organes qui concourent au mécanisme de la vie, démontrés à l'aide de planches coloriées, découpées et superposées. Dessins d'après nature par Édouard Cuyer, lauréat de l'École des Beaux-Arts. Texte par G.-A. Kuhff, docteur en médecine, préparateur au laboratoire d'anthropologie de l'École des Hautes-Études. 8 livraisons, composées chacune de 3 planches coloriées, découpées et superposées, avec le texte correspondant. Prix de chaque livraison . . . . 7 fr. 50

Chaque planche se vend séparément avec son texte 3 fr. *Le prix de l'ouvrage sera augmenté dès qu'il sera complet.*

JOUSSET. **Éléments de médecine pratique,** par le Dʳ Jousset, médecin de l'hôpital Saint-Jacques, 2ᵉ *édition.* 2 vol. in-8 de chacun 600 pages . . . . 15 fr.

— **Leçons de clinique médicale** professées à l'hôpital homœopathique Saint-Jacques, 1875, 1876, 1877. 1 vol grand in-8, xii-552 p. . 7 fr. 50

LABADIE-LAGRAVE. **Du froid** en thérapeutique, par le Dʳ F. Labadie-Lagrave, ancien interne lauréat des hôpitaux de Paris, 1878. 1 vol. in-8, 282 p., avec 26 pl. de tracés de température lithographiées et fig. 6 fr.

LABOULBÈNE. **Nouveaux éléments d'anatomie pathologique descriptive et histologique,** 1879. 1 vol. grand in-8, 930 p., avec 297 fig. dans le texte. . . . . 20 fr.

LEVY (Michel). **Traité d'hygiène publique et privée,** par Michel Levy, directeur du Val-de-Grâce, 6ᵉ *édition,* 1879. 2 vol. gr. in-8, ensemble 1.900 p. avec fig. . . . . 20 fr.

LORAIN. **De la température du corps humain** et de ses variations dans les diverses maladies, par P. Lorain, professeur à la Faculté de Médecine. Publication faite par les soins du P. Brouardel, médecin de l'hôpital Saint-Antoine, 1878. 2 vol. gr. in-8, avec fig. et portrait. 30 fr.

MARVAUD. **Les aliments d'épargne** : alcool et boissons aromatiques, café, thé, coca, cacao, maté, par le Dʳ Marvaud, 2ᵉ *édition,* 1874. 1 vol. in-8 de 504 p, avec fig. . . . . 6 fr.

MAYER. **Des rapports conjugaux,** considérés sous le triple point de vue de la population, de la santé et de la morale publique, par le Dʳ Alex. Mayer, médecin de l'inspection générale de la salubrité. 6ᵉ *édition,* revue et augmentée, 1874. 1 vol. in-18 jésus de 422 p. . 3 fr.

— **Conseils aux femmes sur l'âge de retour,** médecine et hygiène, 1875. 1 vol. in-12 de 256 p . . . . 3 fr.

TARDIEU (A). **Étude médico-légale sur les blessures,** comprenant les blessures en général et les blessures par imprudence, les coups et l'homicide involontaire, 1879, in-8. . . . . 6 fr.

— **Étude médico-légale sur les maladies accidentellement ou involontairement produites** par imprudence, négligence ou transmission contagieuse. In-8 de 300 pages . . . . 4 fr.

TEISSIER. **De la valeur thérapeutique des courants continus,** par le Dʳ L. J. Teissier, professeur agrégé de la Faculté de Médecine de Lyon, 1878. In-8, 176 pages. . . . . 3 fr. 50

Paris. — Typographie F. DEBONS et Cie, 16, rue du Croissant.